NOUVEAU PROCÉDÉ

OPÉRATOIRE

POUR

L'AMPUTATION DU BRAS

DANS

SON ARTICULATION SCAPULO-HUMÉRALE ;

PROCÉDÉ APPLICABLE A LA RÉSECTION DE L'EXTRÉ-
MITÉ SUPÉRIEURE DE L'HUMÉRUS.

NOUVEAU PROCÉDÉ

OPÉRATOIRE

POUR

L'AMPUTATION DU BRAS

DANS

SON ARTICULATION SCAPULO-HUMÉRALE;

PROCÉDÉ APPLICABLE A LA RÉSECTION DE L'EXTRÉMITÉ
SUPÉRIEURE DE L'HUMÉRUS;

Par J. LISFRANC-DE S.ᵗ MARTIN, ex-médecin de première classe aux armées, docteur en médecine, chirurgien interne de l'Hôtel-Dieu de Paris, etc.

Et par J. DE CHAMPESME, ex-chirurgien aux armées, docteur en médecine, chirurgien interne de l'Hôtel-Dieu de Paris, etc.

MÉMOIRE

Lu à la première Classe de l'Institut Royal de France, le 21 Novembre 1814; suivi du Rapport fait par MM. les Commissaires de la Classe.

A PARIS,

Chez CROCHARD, Libraire, rue de l'Ecole de Médecine, N.º 3.

1815.

NOUVEAU PROCÉDÉ

OPÉRATOIRE

POUR

L'AMPUTATION DU BRAS

DANS

SON ARTICULATION SCAPULO-HUMÉRALE;

PROCÉDÉ APPLICABLE A LA RÉSECTION DE L'EXTRÉMITÉ SUPÉRIEURE DE L'HUMÉRUS.

DE tous les moyens curatifs que possède la chirurgie, celui que le malade rejette si souvent, et que le médecin redoute, c'est l'amputation des membres; dernière ressource d'un art conservateur, cette opération devient nécessaire pour soustraire la personne affectée à une mort imminente; alors le chirurgien se décide à suivre la loi qu'observe la nature en sacrifiant l'individu à l'espèce.

Les praticiens les plus recommandables, guidés par un esprit philantropique, et sourds aux reproches de quelques gens du monde, qui taxent de cruelles des opérations que l'on doit regarder comme l'effet d'une sensibilité bien dirigée, ont donné tous leurs soins à l'invention et au perfectionnement des procédés opératoires. Leurs recherches ont porté fort loin les progrès de l'art sur l'amputation du bras dans son articulation scapulo-humérale. Cependant les chirurgiens qui ont opéré sur un champ de bataille, sont sur-tout convaincus que de grandes difficultés s'opposent encore à l'ablation totale du bras. Ces difficultés qui nous ont souvent embarrassés, et auxquelles nous avons réfléchi long-temps, n'existent plus pour nous. Dans cette persuasion, nous n'hésitons pas de venir soumettre le fruit de nos travaux à la société des savans qui fait la gloire de l'Europe.

Les causes qui nécessitent l'amputation dans les articulations, sont nombreuses, nous les passerons sous silence; les auteurs laissent peu à desirer sur ce sujet. Quant aux avantages et aux inconvéniens de cette opération, nous renverrons nos lecteurs aux ouvrages d'Hippocrate, de Bartholomœus Maggius, de Pigray, d'Ambroise Paré et de Brasdor. Un principe dont on ne doit jamais s'écarter, c'est d'amputer dans la continuité du bras, toutes les fois que la maladie le permet, ne dût-on laisser pour moignon qu'une très-petite portion de l'humérus : nous avons recueilli ce précepte dans la conversation d'un homme célèbre que nous aurons souvent occasion de citer : mais on ne rencontre que trop fréquemment des cas où l'on se trouve forcé d'enlever l'os en entier. Nous n'entreprendrons pas de donner des règles générales et précises pour décider, quand on doit se dispenser de recourir à toute espèce d'opération, quand l'amputation totale ou partielle de l'humérus doit l'emporter sur la résection de l'extrémité supérieure de cet os ; ces questions ont été, dans l'Ecole, une source de disputes interminables : nous sommes trop bien persuadés que pour décider un fait, il faut l'avoir présent ; encore est-on quelquefois indécis sur le parti que l'on prendra.

Passons à l'esquisse des procédés opératoires imaginés jusqu'à ce jour, pour amputer le bras dans l'article, ou pour faire la résection de la tête de l'humérus. Nous ferons ressortir les avantages et les inconvéniens de chacun d'eux, et nous terminerons par l'exposé de celui que nous proposons.

CHAPITRE PREMIER.

Les recherches critiques sur l'origine et les progrès de la chirurgie en France, les notes de Lafaye sur Dionis, attribuent à Morand père la gloire d'avoir le premier pratiqué l'amputation du bras dans l'article. C'est dans les Observations de chirurgie de Ledran fils, qu'elle a été décrite la première fois; sans la donner comme nouvelle, il dit l'avoir trouvée dans les papiers de son père.

§. I. *Procédé de Ledran.* — Avec une aiguille droite, on passe, d'avant en arrière, le plus près possible de l'aisselle et de l'os, un gros fil que l'on serre fortement sur une compresse. Cette ligature comprend les tégumens, le tissu cellulaire, les muscles, les nerfs et les vaisseaux. Ainsi maître du sang, on coupe transversalement, sur l'articulation, la peau et le deltoïde; puis on fait la section des tendons qui fixent immédiatement la tête de l'os : on ouvre la capsule articulaire, un aide soulève le bras en portant sa partie supérieure de dedans en dehors; l'écartement des surfaces osseuses permet de passer l'instrument entre les chairs et l'os. On le dirige de haut en bas de manière que son tranchant soit légèrement tourné vers l'humérus. Le couteau dépasse peu-à-peu la ligature, et l'on achève de séparer le membre. Une seconde ligature médiate est passée à l'aide d'une aiguille courbe, au-dessus de la première qui, devenue inutile, est enlevée avec la portion de lambeau excédant la surface de la plaie.

§. II. *Procédé décrit par Garengeot.* — Cet auteur rapporte que M. Petit conseillait de pratiquer une incision transversale, à deux ou trois travers de doigts au-dessous de l'acromion, le membre étant relevé sur le tronc à angle droit. Ensuite on élève davantage le coude, on soulève le lambeau, on coupe les deux têtes du biceps, les tendons et le ligament orbiculaire : on débride à droite et à gauche autant que faire se peut, et l'on coupe de chaque côté sur le bras, longitudinalement et non circulairement, dans la crainte d'intéresser l'artère. Ce procédé ressemble en tout au précédent, si ce n'est que pour la première ligature on se sert d'une aiguille courbe et tranchante sur ses bords. Au lieu de réséquer le lambeau inférieur, on ne coupe que cette ligature.

§. III. *Procédé de Lafaye.* — Le bras est dans une position horizontale : on fait à un pouce au-dessus de l'insertion du deltoïde sur l'humérus, une incision transversale longue de

deux ou trois pouces, et pénétrant jusqu'à
l'os. Deux autres incisions partant, l'une de
la partie antérieure, et l'autre de la partie postérieure de l'articulation, viennent se
rendre à angle droit sur chaque extrémité de
la première. Le lambeau circonscrit est détaché,
on le renverse du côté du tronc. Section des
deux têtes du biceps. On fait exécuter à l'os un
mouvement de bascule et l'on dégage son
extrémité supérieure ; on passe derrière elle un
bistouri que l'on dirige de haut en bas, le long
de la partie interne de l'humérus, jusqu'à ce
qu'il soit permis de sentir les vaisseaux dont
on fait la ligature aussi près de l'aisselle qu'on
le peut, ensuite on achève la séparation du
membre quelques lignes au-dessous.

§. IV. — *Sharp* fait une incision étendue
du voisinage de l'acromion au creux de l'aisselle, lie les vaisseaux après les avoir décou-
verts en coupant le tendon du grand pectoral
et une partie du deltoïde : l'opération s'achève
au-dessous de la ligature par la terminaison du
lambeau.

§. V. — *Bromfeild* incise la peau du creux
de l'aisselle, fait la ligature des vaisseaux.
Pour couper les tendons qui assujettissent immédiatement la tête de l'humérus, il préfère
les ciseaux à tout autre instrument.

§. VI. — *Dahl* se sert de son tourniquet

pour comprimer l'artère au-dessous de la clavicule ; il ne pose ses ligatures qu'après avoir séparé le membre. Un aide bien exercé pourrait comprimer avec les doigts.

§. VII. — *Sabatier* est d'avis que l'on exerce la compression avec une pelotte, derrière la clavicule, au-devant des scalènes.

§. VIII. *Procédé le plus généralement adopté aujourd'hui.* — Il ne diffère de celui de Lafaye que par la manière dont on se rend maître du sang, et dont on coupe les tendons. Le malade est assis sur une chaise, la tête fixée contre la poitrine d'un aide. Avant que le chirurgien par une incision perpendiculaire aux fibres des muscles n'achève le lambeau inférieur, un second aide placé commodément comprime l'axillaire entre son pouce appliqué à la face supérieure du lambeau, et les quatre autres doigts de la même main fixés sur les tégumens de l'aisselle. Le lambeau inférieur terminé, on lie l'artère immédiatement. La section des tendons se pratique en donnant à la tête de l'os des positions successivement favorables. (*Voyez* Richerand, Nosogr. Chir. ; Pariset et Petit, Dict. des Scienc. médic.)

§. IX. *Procédé décrit dans l'Encyclopédie méthodique.* — La sous-clavière comprimée, on commence par une incision circulaire située à l'insertion du deltoïde sur l'humérus. La peau et les muscles sont coupés séparément et à des hauteurs différentes. L'artère brachiale liée, on pratique les deux incisions longitudinales de Lafaye : on désarticule le bras ; on le détache avec les précautions convenables.

§. X. *Procédé de Desault.* — Compression de l'artère derrière la clavicule, au-devant des scalènes : les tissus de la partie interne et supérieure du bras sont saisis et soulevés avec la main, afin de les isoler des vaisseaux. On plonge le couteau entre les chairs pour pratiquer le lambeau antérieur : le bras dirigé en arrière et en dehors, l'artère brachiale est liée. Ouverture du côté interne de l'articulation ; entrée de l'instrument dans cette articulation ; le couteau est ensuite porté en bas et en dehors pour faire le lambeau postérieur.

§. XI. *Premier procédé de M. le professeur Dupuytren.* — On opère de la main droite sur le bras droit, et de la main gauche sur le bras gauche. Un aide maintient le membre à angle droit sur le tronc. L'opérateur placé au côté interne du bras saisit d'une main la masse du deltoïde, la soulève, et de l'autre main, armée d'un couteau étroit à deux tranchans, il la traverse d'avant en arrière, en introduisant l'instrument au niveau du sommet de l'apophyse coracoïde, pour le faire sortir dans le point diamétralement opposé, après avoir rasé la tête de l'humérus. Il descend ensuite le couteau le long de l'os jusqu'à l'insertion du deltoïde, termine son lambeau obliquement de dedans en dehors pour ménager plus de peau que de muscle ; ce lambeau relevé, on abaisse fortement le bras, en le portant le plus possible dans la pronation, pour le ramener brusquement à la supination complète, afin que la tête de l'humérus vienne successivement soumettre à l'action du couteau fixé au-dessus d'elle, une partie de la capsule et tous les tendons qui s'opposent à la luxation ; on ouvre donc l'articulation avec assez de promptitude, et l'on peut terminer comme dans le procédé le plus généralement adopté.

Nous nous rappellerons toujours l'admiration qu'inspira ce professeur, lorsqu'il manœuvra son procédé, au concours où il obtint, avec tant d'éclat, la chaire de médecine-opératoire.

Si, pour faire la section des tendons, l'on mettait le bras dans une forte supination, il faudrait, sans contredit, le ramener à la pronation. L'opérateur peut se placer au côté externe du membre, alors il se servira de la main droite pour l'épaule gauche, et de la main gauche pour l'épaule droite. Il commencera par plonger le couteau dans l'endroit diamétralement opposé au sommet de l'apophyse coracoïde. Le mouvement de rotation du bras peut lui être donné par un aide, ou mieux encore par l'opérateur lui-même.

§. XII. *Second procédé de M. le professeur Dupuytren.* — Dans l'intention de remédier au séjour du pus, à la surface de la plaie, inconvénient que n'offre pas notre procédé, comme on le verra plus loin, M. le professeur de médecine-opératoire a inventé un mode d'opérer dans lequel il pratique un lambeau antérieur et un postérieur.

Le bras relevé presque à angle droit sur le tronc, il applique la base du tranchant d'un couteau à amputation, sur la partie moyenne de l'extrémité libre de l'acromion, la dirige en bas et en arrière, et après lui avoir fait parcourir l'étendue d'environ deux pouces, il la conduit en remontant vers le creux de l'aisselle, dont il divise le bord postérieur au point que rencontrerait une ligne partant du centre de l'articulation, et formant un angle de quarante degrés avec l'axe de l'épaule. De cette manière il forme de la moitié externe du deltoïde, d'une partie du grand rond, du grand dorsal, et de la longue portion du triceps brachial, un lambeau qu'on relève : alors paraît à découvert le côté externe et postérieur de l'articulation. On coupe les tendons du sus-épineux, du sous-épineux, du petit rond, la capsule articulaire, et le tendon externe du biceps, pendant qu'on applique le coude contre la région antérieure du tronc. On fait saillir davantage en dehors et en arrière la tête de l'humérus, derrière laquelle on passe le couteau pour pratiquer, avec les précautions convenables, le lambeau antérieur composé d'une partie des muscles grand pectoral, biceps, coraco-brachial, de la moitié du deltoïde, des nerfs et des vaisseaux du bras. Ce lambeau a la même forme et la même étendue que le précédent. On se sert de la main gauche pour l'épaule droite. On pourrait ne pas inciser le bord postérieur de l'aisselle ; dans ce cas, le lambeau postérieur serait formé d'une moindre quantité de muscles.

§. XIII. *Procédé de M. le baron Larrey.* — Il consiste à faire, suivant l'axe du bras, une incision longitudinale, étendue de la partie moyenne de l'extrémité libre de l'acromion, à trois pouces au-dessous. Elle pénètre jusqu'à l'os : de sa partie inférieure part à angle droit, une seconde incision de la même profondeur, dirigée en dehors, et se terminant au bord externe du deltoïde ; une troisième part de ce point encore à angle droit, et va se rendre au niveau de l'articulation. Le lambeau détaché et relevé, on donne à la tête de l'os des positions convenables pour faire la section des tendons et de la capsule ; ensuite on pratique le lambeau antérieur , avec la précaution d'éviter les vaisseaux.

§. XIV. — Quelques praticiens font le lambeau supérieur ou externe demi-circulaire ; sa convexité répond en bas : on coupe la peau , elle se rétracte, et l'on divise le deltoïde au niveau de cette rétraction.

D'après l'histoire abrégée que nous venons de faire de ces différens procédés , nous pouvons les comparer entre eux , apprécier leurs avantages, et signaler leurs inconvéniens.

Toutes les fois qu'on liera, comme les anciens, primitivement les vaisseaux , on pratiquera une double opération. Il sera difficile d'éviter la constriction ou la piqûre des nerfs , et l'on risquera de blesser l'artère. La manière dont lie Lafaye, est préférable. Dans le procédé encyclopédique et dans celui de Desault , on ne fait qu'une seule ligature immédiate, mais pour la placer, il faut suspendre l'opération. La méthode la plus généralement adoptée doit être préférée à toutes les autres, Le tourniquet de Dalh, la compression exercée avec les doigts ou avec la pelotte, sont des ressources très-gênantes, très-douloureuses et que la sûreté des malades n'exige pas.

Après avoir exposé notre opinion sur le moyen le plus sage et le plus avantageux d'arrêter les hémorragies, donnons la solution d'un problême non moins important, indiquons le meilleur procédé à suivre pour pratiquer les lambeaux et désarticuler l'humérus.

La manière dont opérait Ledran, dit Sabatier, était susceptible de grandes réformes; aussi au lieu de ne faire qu'un lambeau inférieur qu'on était forcé de racourcir, et que l'on relevait sur la surface articulaire de l'omoplate qui devait être constamment baignée par le pus, Garengeot a-t-il pratiqué un lambeau supérieur et un inférieur. Mais le premier était trop court, sa forme n'était pas avantageuse et la méthode adoptée pour le pratiquer, n'était ni prompte, ni sûre : Lafaye fit mieux que lui, cependant on peut lui reprocher de multiplier les incisions. D'ailleurs qui ne se figure les difficultés qu'éprouvaient tous ces auteurs pour luxer l'humérus ? Le malade devait cruellement souffrir.

Ceux qui ont conseillé de couper les tendons des muscles petits ronds, sous et sus-épineux, puis de faire exécuter au bras appliqué contre le tronc, un mouvement de rotation en dehors pour la section du tendon du muscle sous-scapulaire, arrivent, avec assez de facilité dans l'article; mais nous devons convenir que ce procédé est loin de pouvoir soutenir la comparaison avec le premier, qu'a imaginé M. le professeur Dupuytren. Son lambeau supérieur, quoi qu'on en ait dit, se fait d'une manière aussi sûre que celui de Lafaye; il suffit d'avoir de l'adresse et de l'habitude; quiconque en manque, doit renoncer à être chirurgien : ce lambeau a, au contraire, une forme plus avantageuse; les muscles et les tégumens n'étant pas coupés au même niveau, les effets de la contractilité hallérienne deviennent nuls : la promptitude avec laquelle l'opération est terminée, permet de négliger jusqu'à la fin, la ligature des artères acromiales et circonflexes, avantage qu'on ne trouve pas dans les autres modes d'opérer. Le second procédé de M. Dupuytren est exécuté en trois temps et avec une promptitude égale à celle du premier : on a vu d'ailleurs qu'il substitue une seule incision aux trois que pratique M. le Baron Larrey pour faire le lambeau postérieur. L'incision demi-circulaire des modernes, dans laquelle la section de la peau et des muscles est faite séparément, remédie aux inconvéniens de la contractilité de tissu.

Le procédé de M. le Baron Larrey n'est pas exempt des défauts que l'on trouve dans celui qu'on a généralement adopté; toutefois les lambeaux latéraux permettent au pus de s'écouler librement, disposition à laquelle on peut suppléer par des pansemens méthodiques et fré-

quemment renouvelés. « cette manière d'opérer
» expose à blesser l'artère humérale dans les
» mouvemens que l'on fait pour ouvrir et tra-
» verser l'articulation, M. Larrey ne se le dis-
» simule pas ; mais il a su éviter ce danger avec
» son adresse accoutumée. » (Sabatier, Médecine-Opératoire, tome III. deuxième édition).

Celui de Desault diffère peu ce de dernier ; ses
lambeaux laissent couler le pus aussi librement ;
mais d'autres motifs l'ont fait proscrire et Sabatier avance que son auteur n'a pas dit l'avoir
mis en usage. La pénétration de Desault lui
avait fait connaître les inconvéniens attachés
à cette manière d'opérer , ajoute le professeur
de médecine-opératoire.

De la résection de l'extrémité supérieure de l'humérus.

Cette opération que Sabatier a sans doute
trop vantée, a été faite par quelques chirurgiens. Le père de la chirurgie militaire,
M. le baron Percy, qui a toujours su conci-
lier l'avancement de la science à l'intérêt des
braves confiés à ses soins , a souvent pratiqué
avec succès la résection de l'extrémité supérieure de l'humérus. Même avant 1795 , on lui
devait beaucoup de cures de ce genre.
C'est ici que les règles générales ont fréquem-

ment une fausse application : les cas varient à l'infini et exigent des procédés différens.

§. I. *Procédé de White.* — Incision longitudinale au voisinage de l'acromion, et s'étendant à la partie moyenne du bras ; section des tendons fixés à la tête de l'humérus, ouverture de la capsule, luxation de la tête de l'os : on détache ensuite les parties avec les précautions convenables pour éviter la lésion des vaisseaux et des nerfs. Quand toute l'étendue de la maladie a été mise à découvert, on passe derrière l'humérus une plaque de carton, puis on scie. Ce procédé offre ordinairement trop de difficultés pour écarter les surfaces articulaires ; il a cependant encore réussi à Vigaroux.

§. II. *Procédé de Bent.* — Il pratiqua une incision étendue de la clavicule à l'attache du grand pectoral, mais il ne put luxer la tête de l'humérus et fut forcé de couper une portion du deltoïde, dans l'endroit de son insertion à la clavicule, et vers son attache à l'os du bras : la difficulté pour désarticuler fut un peu moindre.

§. III. *Procédé de Manne.* — Il a recours au lambeau de Lafaye.

§. IV. *Procédé de Sabatier.* — Ce chirurgien propose un lambeau triangulaire : la base du triangle correspond à l'épaule et son sommet à l'insertion du muscle deltoïde. Dans ces deux derniers procédés la manœuvre pour désarticuler doit être moins pénible.

§. V. *Procédé de Moreau père*. — Cet excellent praticien ayant à réséquer la tête de l'humérus, une partie de l'acromion et l'angle antérieur de l'omoplate, fit deux lambeaux quadrilatères, dont le supérieur était adhérent à l'épaule, et l'inférieur formé aux dépens des muscles de la partie interne du bras. Ce dernier lambeau n'eût-il pas été inutile, si l'on eût donné plus de longueur au premier?

~~~~~~~~~~~~~~~~~~~~~~~~~~~~~~~~~~~

CHAPITRE II.

Pénétrés des avantages et des inconvéniens de ces différentes manières d'opérer, frappés sur-tout de la longueur qu'elles présentent, nous avons porté nos recherches sur l'articulation scapulo-humérale : ce travail d'abord infructueux, nous a conduits peu-à-peu aux résultats les plus satisfaisans. Convaincus que les principales défectuosités des procédés en usage, consistent dans la section de la capsule et des tendons qui lui adhèrent, nous conçûmes l'espoir flatteur de lever ces difficultés en commençant l'opération par introduire le couteau

2
~~~~~~~~~~~~~~~~~~~~~~~~~~~~~~~~~~~

dans l'article. Cette idée nous parut d'autant plus heureuse, que l'acromion, le bec coracoïdien et la tête de l'humérus, ne nous semblèrent pas des obstacles insurmontables au passage de l'instrument : on sait que ces deux apophyses laissent entre elles un espace assez grand, qu'elles sont à quelque distance de la tête de l'humérus, que la partie articulaire de cette tête a plus de surface que la cavité glénoïde augmentée par un bourrelet fibreux, que la capsule qui environne ces surfaces cartilagineuses leur permet de s'éloigner un peu l'une de l'autre, que cette capsule lâche forme une espèce de pont pour venir se fixer au col anatomique de l'os, ce qui laisse dans l'articulation un vide susceptible de varier suivant les positions du bras. Les tendons qui s'identifient, pour ainsi dire, à ce ligament orbiculaire, offrent la même disposition que lui. Il est donc possible de traverser facilement l'articulation, en donnant au bras une situation favorable. La plupart de ces tendons, ainsi que la capsule, sont fixés à la face inférieure de l'acromion, et à la face inférieure de l'extrémité scapulaire de la clavicule, par un tissu cellulaire serré qui les empêche de s'en éloigner : or si le muscle deltoïde est coupé transversalement et que l'on détruise cette adhérence, après avoir divisé le ligament triangulaire qui va de l'acromion au prolongement coracoïdien , la tête de l'humérus s'abaisse aussitôt , s'éloigne d'un pouce de l'acromion ; ensorte qu'à la rigueur , on pourrait déjà ouvrir l'articulation avec un couteau étroit et pratiquer le lambeau inférieur. Mais pour que la tête de l'humérus s'éloignât davantage de l'omoplate et de ses apophyses, nous avons coupé de dedans en dehors les tendons du sus-épineux , une partie de celui du sous-épineux , la portion correspondante de la capsule et le tendon du biceps qui traverse l'articulation. Nous avons vu que cette incision commencée au niveau de la région supérieure de la cavité glénoïde , avait détruit les adhérences des tissus voisins épargnés. Nous avons obtenu deux pouces d'écartement ; car les fibres des tendons non coupés , ou partiellement divisés , se trouvant disposées obliquement , ont permis à l'os de s'abaisser précisément de cette quantité. La section isolée des tendons du sous-scapulaire , du petit-rond , du biceps et de la capsule , ne donnent point d'écartement. Quand nous coupâmes tous ces tendons-à-la-fois , en portant le couteau sous la voûte acromiale , nous eûmes un espace de trois pouces au moins , l'acromion ne nous gêna nullement pour pratiquer le lambeau inférieur.

Toutes ces dispositions bien appréciées ,

nous nous fîmes les objections suivantes : comment aller attaquer ces tendons ? comment pénétrer dans cette articulation ? comment en sortir en formant un lambeau supérieur et postérieur ? Rien n'est plus facile : nous allons le démontrer.

Il existe un espace triangulaire au côté interne du moignon de l'épaule : cet espace est borné en haut par l'extrémité scapulaire de la clavicule, et une très-petite étendue de l'acromion, en dedans par l'apophyse coracoïde, en dehors par la tête de l'humérus ; si l'on y plonge un couteau étroit pour le faire sortir dans le point diamétralement opposé, on aura traversé la partie supérieure de l'articulation ; et après avoir contourné la tête de l'humérus, on terminera le lambeau. Voici, au reste, des règles précises et sûres pour mettre en usage notre procédé.

Procédé proposé par les auteurs du Mémoire.

Un couteau inter-osseux, des pinces à disséquer, des fils de différente grosseur, des éponges, de l'eau tiède, de la charpie, un réchaud, des bandelettes agglutinatives, des compresses et une grande bande, sont les seules pièces d'appareil nécessaires pour cette opération, cependant la prudence exige que l'on ait à sa disposition quelques aiguilles courbes.

Le malade est assis sur le bord de son lit, ou mieux encore sur une chaise, la tête fixée contre la poitrine d'un aide ; le bras rapproché du tronc est maintenu dans une demi-pronation, tandis que l'extrémité supérieure de l'humérus se trouve dirigée en dehors et en haut. L'opérateur se place au côté interne de l'épaule qu'il doit opérer, s'assure de la position des parties osseuses qui constituent et avoisinent l'articulation ; prend le couteau de la main droite, s'il opère sur l'épaule droite, et de la main gauche, s'il opère sur l'épaule gauche ; place la pointe de cet instrument dans l'espace triangulaire dont nous avons parlé, vers l'endroit où la partie postérieure du bord supérieur de l'apophyse coracoïde, vient s'unir à la cavité glénoïde ; il a soin de diriger la lame de manière que son plat forme un angle de quarante-cinq degrés avec l'axe de l'épaule. Ainsi, des deux tranchans, le supérieur est un peu porté en avant ; l'inférieur est, au contraire, légèrement dirigé en arrière. Il enfonce le couteau suivant la direction d'une ligne qui partirait du point de l'apophyse coracoïde déja indiqué, pour aller sortir, en passant sous l'acromion, à un demi-pouce au-dessous de l'endroit où le bord postérieur de cette dernière éminence osseuse se recourbe pour cesser d'être horizontal, et prendre une direction de haut en bas et d'avant

en arrière. Alors il saisit le deltoïde, le soulève ; puis incisant d'arrière en avant, et un
peu de bas en haut, il contourne la partie interne et supérieure de la tête de l'os, donne
graduellement à la lame une direction presque
horizontale : quand elle a parcouru un pouce
d'étendue, on éloigne le bras du tronc de
quinze à vingt degrés, et l'on continue le lambeau supérieur et postérieur, comme M. le
professeur Dupuytren.

Dans ce premier temps de l'opération, ce
lambeau est formé : la partie supérieure de la
capsule, le tendon du sus-épineux, le tendon
externe du biceps, sont entièrement coupés ;
les tendons du sous-épineux et du sous-scapulaire sont aussi divisés, sinon en totalité, du
moins en grande partie.

Au deuxième temps, l'opérateur passe le
couteau derrière la tête de l'humérus, ce qui
devient très-facile en raison de l'écartement ;
puis il achève le lambeau inférieur et antérieur
avec les précautions indiquées dans le procédé
le plus généralement adopté. Les artères sont
liées immédiatement. Nous croyons inutile de
recommander que l'aide chargé de comprimer
l'axillaire au moment où le bras est complète-
ment détaché, doit être vers l'épaule opposée à
celle sur laquelle on opère.

L'opérateur pourrait se placer au côté externe du membre, introduire le couteau dans le point d'où sort cet instrument, quand on opère comme nous venons de le dire. Il se conformerait d'ailleurs aux préceptes que nous avons donnés, en opérant toutefois de la main droite sur l'épaule gauche.

Le lambeau supérieur et postérieur est formé aux dépens de la presque totalité du deltoïde : le lambeau inférieur et antérieur contient une très-petite portion de ce dernier muscle, du grand pectoral, du grand dorsal, du grand rond, une partie du triceps, du coraco-brachial, ainsi que les nerfs et les vaisseaux qui vont se distribuer au bras : la largeur, l'épaisseur et la longueur de ce second lambeau sont à-peu-près égales à celles du premier.

Nous employons un couteau à deux tranchans pour pénétrer avec plus de facilité dans l'articulation à travers les chairs. Comme ces parties ont trois à quatre pouces d'épaisseur, la lame devra être longue de six à sept ; plus courte, il serait difficile de faire le lambeau supérieur et postérieur; plus longue elle deviendrait gênante pour pratiquer l'inférieur. Elle doit avoir six lignes de largeur; en effet, trop étroite elle pourrait passer entre l'acromion et les tendons sans intéresser l'articulation; trop large, il serait impossible de l'introduire entre la tête de l'humérus et la face inférieure de l'a-

cromion , distans d'environ six lignes. On con-
çoit néanmoins que si l'on dirigeait obliquement le plat de la lame , on pourrait lui donner plus de huit lignes de largeur , et pénétrer
sans obstacle dans l'articulation.

Nous avons dit que l'on doit plonger le
couteau de manière à ce que son plat forme
un angle de 45 degrés avec l'axe de l'épaule :
cette direction de la lame est nécessaire ;
car , 1.º si son plat était parallèle à l'axe du membre , on s'exposerait à ne point ouvrir la capsule. Il est vrai , qu'alors on couperait le tissu
dense et serré qui unit assez fortement la capsule articulaire à la face inférieure de l'acromion , et l'on pourrait , mais avec moins de facilité, achever l'opération suivant notre procédé. 2.º Si l'on donnait à la lame une direction
telle , que son plat fût perpendiculaire à l'axe de
l'articulation , il est évident qu'on inciserait la
capsule , le tendon du sus-épineux , une très-
grande portion de celui du sous-épineux et de
celui du sous-scapulaire ; mais on serait forcé
de contourner fortement le couteau pour faire
le lambeau supérieur et postérieur, et il en résul-
terait en quelque sorte deux incisions à angle
droit. 3.º Enfin , dans l'introduction de la
lame , le tranchant supérieur ne doit pas être
dirigé en arrière , puisqu'on veut inciser en
avant.

Ainsi la position de la lame que nous indiquons est donc préférable.

Quand on plonge l'instrument, il est avantageux que le coude soit rapproché du tronc, tandis que la tête de l'humérus se trouve portée en dehors et en haut.

1.º Si le membre était dans l'abduction, la surface articulaire de l'humérus ayant glissé sur la cavité glénoïde, la tête de l'os se trouverait logée presqu'entièrement dans le creux de l'aisselle, et la grosse tubérosité s'approcherait de l'acromion. D'après ces dispositions, on voit que l'on s'exposerait à n'inciser qu'une très-petite quantité de la capsule. D'ailleurs, si le bras était dans une forte abduction, il serait impossible d'introduire la lame du couteau ; elle rencontrerait la grosse tubérosité de l'humérus, à moins cependant, que cette lame ne fut dirigée entre la racine de l'acromion et l'espèce de col qui supporte la cavité glénoïde ; mais alors, outre que l'on s'exposerait à ne point pénétrer dans l'articulation, et à couper seulement le tissu serré qui unit la capsule à l'acromion, la lame du couteau passerait à peine entre le sommet de cette apophyse et la grosse tubérosité de l'humérus, puisque ces parties osseuses seraient presque en contact.

2.º Si le bras était porté en avant, on couperait seulement le tendon du muscle sous-scapulaire , une portion de celui du sus-épineux , tandis que le tendon du sous-épineux ne serait point intéressé ; la tête de l'os s'abaisserait moins et l'on aurait plus de peine à faire le lambeau inférieur et antérieur. La peau formerait en outre des rides qui occasionneraient des dentelures.

3.º On aurait le même désavantage à porter le bras en arrière ; le tendon du sus-épineux et celui du sous-épineux seraient seuls coupés.

Il serait facile d'opérer si l'on dirigeait le bras en avant, quand on introduit le couteau, et qu'on le portât en arrière au moment où l'instrument sort sous l'acromion ; alors tous les tendons se trouveraient entièrement divisés ; mais il est inutile de recourir à ces mouvemens.

Nous avons dit qu'en faisant le lambeau supérieur et postérieur, lorsqu'on est prêt à parvenir vers le col anatomique de l'humérus, on éloigne le bras du tronc de quinze à vingt degrés.

On pourrait achever ce lambeau sans changer le bras de position ; cependant comme il faudrait toujours raser les surfaces osseuses, on donnerait à l'incision une courbure considérable , et l'on s'exposerait à faire des dentelures aux tégumens. Ce lambeau d'ailleurs serait peut-être trop étroit : il vaut donc mieux

éloigner alors le bras du tronc ; si l'éloignement était trop considérable, on retombe-
rait dans les inconvéniens dont nous avons
parlé à l'article de l'abduction. Ainsi, en pratique comme en théorie, l'écartement de quinze
à vingt degrés nous a paru préférable. Ce léger
déplacement est très-facile à effectuer, même
sur le moignon le plus court, et dans le cas de
fracture du col de l'os.

Nous ferons remarquer que l'opération,
telle que nous l'avons décrite, est toujours
praticable plus ou moins facilement, soit que
le bras se trouve rapproché du tronc, soit
qu'on l'ait porté dans une abduction de quatre-
vingt-dix degrés, ainsi que dans tous les points
intermédiaires à ces deux premières positions.

Si l'épaule était tuméfiée par un amphysème,
par un œdème ou par toute autre cause, il
semble que l'on mettrait difficilement notre
procédé en usage; mais l'expérience nous a
démontré le contraire. Nous avons souvent
opéré dans des cas semblables, et l'opération
n'a été ni moins prompte, ni moins sûre : les
tissus œdématiés ou emphysémateux cèdent
facilement, et l'on parvient par des pressions
assez fortes exercées avec le doigt, à reconnaî-
tre la tête de l'humérus et la base de l'apophyse coracoïde; cependant s'il se présentait

une circonstance où ce moyen serait défectueux, il faudrait s'assurer de la position de la clavicule, et plonger le couteau vers son bord inférieur, à six lignes de son extrémité humérale.

On vient de voir à quelle simplicité cette opération se trouve réduite, et avec quelle promptitude elle est exécutée. Ce mode d'opérer n'offre aucun inconvénient. Les vaisseaux se trouvent ménagés, et les lambeaux sont aussi réguliers que dans tout autre procédé.

D'après les dispositions anatomiques que nous avons indiquées, nous pouvons assurer qu'il est impossible à quiconque a étudié ces parties, de manquer jamais l'opération ; nous l'avons pratiquée plus de quatre-vingts fois sur le cadavre, sans rencontrer le moindre obstacle.

Un avantage précieux de ce procédé, c'est d'être facilement applicable, 1.º quand il y a fracture du col de l'humérus ; 2.º quand il ne reste de ce membre qu'un moignon très-court ; 3.º quand l'immobilité du bras est incomplète ou absolue : il est évident qu'alors on ne pourrait point, pour couper les tendons, faire exécuter à la tête de l'humérus un mouvement assez étendu, et les préceptes connus jusqu'à nous seraient très-difficilement mis en pratique.

On peut sur le cadavre, comme nous l'avons

lait, fracturer comminutivement l'humérus à son col chirurgical, ou bien scier cet os près de sa tête, et l'on s'assurera que notre opération s'exécute d'une manière aussi sûre et aussi prompte que si le bras était intact.

Lorsque le membre est immobile, l'immobilité est toujours la suite d'une longue maladie, et la position qu'il aura prise n'apportera aucun obstacle à notre mode d'opérer. Cette assertion fut confirmée en présence de MM. les Commissaires chargés par l'Institut de faire le rapport que nous avons joint à ce Mémoire : un hasard heureux nous fournit l'occasion de manœuvrer avec un plein succès sur un vieillard dont les articulations scapulo-humérales avaient perdu la mobilité. Le coude était éloigné de vingt degrés du tronc. La tête de chacun des humérus avait plus que doublé de volume, ce qui prouverait contre ceux qui ne voudraient pas admettre les calculs que l'on trouvera plus loin. Quant à la promptitude, il est certain qu'aucun autre procédé n'égale celui que nous proposons ; nous opérons en deux temps, tandis qu'avant nous, on en mettait au moins trois. Nous ferons remarquer que c'est le temps le plus difficile pour l'opérateur et le plus pénible pour le patient, que nous sommes parvenus à soustraire, celui où le chirurgien fait la section des tendons. Nous épar-

gnons donc des douleurs longues et capables
d'empêcher trop souvent le succès de l'opération ; car la vie s'épuise par les douleurs
comme par les hémorragies , a dit un savant
de cette classe. Nous en appellons aux praticiens qui ont été forcé d'enlever l'humérus en
entier dans l'une des trois circonstances dont
nous venons de parler. Quels obstacles n'ont
pas rencontré leurs mains habiles ? et combien
de fois n'ont-ils pas gémi de ne pouvoir soustraire à de longues et atroces douleurs ; les
malheureux confiés à leurs sollicitudes ? M le
docteur Parenteau , dont la sensibilité égale
le mérite ; nous a souvent entretenu des difficultés presque insurmontables qu'éprouvèrent ,
sous ses yeux , deux chirurgiens fort instruits
attachés à l'armée française alors en Prusse.
Enfin , les nombreux avantages de ce procédé
peuvent encore s'appliquer aux maladies qui
nécessitent la résection de l'extrémité supérieure de l'os. L'étendue et la nature du mal le
rendront susceptibles de modifications que le
génie seul de l'opérateur pourra prévoir. Il lui
suffira de savoir que la capsule et les tendons
sont très-facilement attaquables dans le point
que nous avons désigné.

- Quelque soit le procédé opératoire que l'on
mette en usage , il peut se présenter un cas
embarrassant dont nous allons lever les diffi-

cultés : nous voulons parler du gonflement de
la tête de l'humérus. Il faudrait que ce gonflement fût considérable, pour qu'on ne pût passer le couteau entre l'acromion et la tête de
l'os. En effet, la partie articulaire de l'humérus
représente assez exactement une demi-sphère
d'environ vingt lignes de diamètre ; par conséquent son demi-diamètre, ou son rayon, est
de dix lignes ; ainsi, tous les points de la surface articulaire sont distans de dix lignes du
centre de la sphère ; mais nous avons vu que
la partie antérieure de la face inférieure de l'a-
cromion n'est qu'à six lignes de quelques points
de cette surface ; il faudrait donc que cette
demi-sphère eût augmenté son rayon de six
lignes pour toucher le point de l'acromion que
nous venons de désigner ; alors la première
demi-sphère serait à la seconde, comme le cube
de 10 est au cube de 16, c'est-à-dire comme
1000 est à 4096 : ainsi, son volume serait plus
que quadruplé.

Mais supposons que le gonflement de l'os soit
plus considérable encore, ce gonflement devra
ramollir le tissu osseux, et notre instrument lui
fera, pour son passage, éprouver une déperdi-
tion de substance : un autre moyen très-avan-
tageux, peut-être même préférable, sera d'é-
tendre les deux incisions latérales de Lafaye,
non pas au niveau de l'articulation, comme le

faisait cet Auteur, mais bien jusqu'à la racine
de l'acromion : la postérieure sera très-rappro-
chée de l'aisselle, pour donner un libre écoulement au pus. Le lambeau disséqué et relevé,
on parviendra aisément, avec un bistouri à
lame étroite et mince, à couper ou à détacher
de l'acromion et de la clavicule, les tendons
qui s'y trouvent fixés. Pour donner plus de largeur au lambeau supérieur et externe, on éloi-
gnera plus ou moins de l'articulation les incisions latérales ; la conduite à tenir sera au reste
subordonnée à l'étendue du mal.

Quand la ligature des artères capables de
produire une hémorragie a été faite, le pan-
sement consiste à nétoyer la plaie, à placer
quelques boulettes de charpie dans son fond, à
rapprocher les lambeaux, à les maintenir dans
cette situation avec des bandelettes agglutinatives, à les couvrir de charpie et de compresses
longuettes, et à soutenir le tout à l'aide d'une
grande bande médiocrement serrée, et dont on
applique les premiers circulaires sur le moignon,
pour les conduire ensuite alternativement de
l'épaule sur le tronc. On retirerait sans doute de
bons effets du bandage appelé croix de Malte.
Nos lambeaux pouvant s'appliquer immédiatement, doit-on tenter la réunion immédiate
de la solution de continuité ?

Lorsqu'on pratique les procédés qui consis-

tent à faire un lambeau supérieur et un inférieur, on n'étend jamais l'incision au-delà du
sommet de l'apophyse coracoïde en devant, et
du point diamétralement opposé en arrière ;
d'où il résulte que la cavité glénoïde, située
plus loin et plus bas, se trouve dans un enfoncement qui devient la partie la plus déclive de
la plaie, sur-tout quand le malade est couché
sur le dos. Du pus s'y accumule, donne lieu à
des accidens fâcheux. Il faut convenir cependant qu'on a sans doute trop exagéré le danger de ces circonstances ; car M. le professeur Richerand, dont les bons ouvrages ont
rendu moins pénible l'étude de la médecine,
employa sous nos yeux, à l'hôpital Saint-
Louis, le procédé de Lafaye, et il obtint le
succès le plus satisfaisant. Mais si les craintes
qu'inspirent à plusieurs praticiens les méthodes
à lambeaux supérieur et inférieur connues jusqu'à ce jour, sont réellement fondées, on trouvera encore un avantage dans notre manière
d'opérer. L'incision se prolonge de chaque côté
jusqu'à la cavité glénoïde ; et son bord postérieur se rapprochant beaucoup plus de l'aisselle
que dans tout autre procédé de ce genre, il en
résulte que les deux lambeaux sont l'un supérieur et postérieur, l'autre inférieur et antérieur ; ils s'appliquent immédiatement, et le
pus peut s'écouler avec facilité. En effet,

la plaie représente assez exactement un trapèze, dont la grande base serait près du tronc et en haut ; des trois autres côtés, l'un est externe et inférieur, c'est la petite base ; l'autre est antérieur, et le troisième postérieur. C'est par ces trois derniers côtés que le pus s'écoulera librement de son propre poids, suivant la situation que prendra le malade.

1.º S'il est couché sur le dos, la tête presque aussi basse que le tronc, les matières purulentes s'échapperont entre les lèvres postérieures de la plaie, puisque l'incision va jusqu'à la cavité glénoïde.

2.º Si l'individu est debout ou assis, la sécrétion que fournira la solution de continuité sortira par son côté postérieur et par sa petite base ; ce fluide alors descendra avec facilité en suivant le plan incliné formé par l'incision, et dirigé de haut en bas et d'avant en arrière.

3.º Si la personne pouvait être couchée sur le ventre, le pus descendrait perpendiculairement par le côté antérieur de la plaie : pour s'en convaincre, on se rappelera qu'en avant l'incision se rapproche autant du tronc qu'en arrière.

On voit combien il existe d'attitudes intermédiaires aux trois principales que nous venons d'indiquer ; les considérations que nous avons données leur sont applicables.

Il est encore possible que le malade prenne plusieurs positions en inclinant plus ou moins son corps du côté de l'épaule opérée ; alors le pus ne séjournera pas dans la solution de continuité , car la grande base ou la racine de ses lambeaux , seul endroit par où le fluide ne peut être transmis à l'extérieur , se trouve constamment la partie la plus élevée.

Pour que le produit de la secrétion de la plaie séjournât à sa surface, il serait nécessaire que la grande base ou le côté supérieur devînt inférieur, alors le malade serait couché sur l'épaule saine , la tête plus basse que le tronc ; position fatigante qu'il ne garderait point quand même le chirurgien n'aurait pas l'attention de la lui faire éviter.

Parmi les multitudes de situations favorables au libre écoulement du pus, il en est sans doute de plus ou moins commodes. Nous pensons que le malade doit être à-peu-près dans une demi-supination, le corps un peu penché vers l'épaule opérée , sans que la plaie , ni les parties qui l'avoisinent transmettent en aucune manière le poids du tronc ; indication que l'on remplira très-bien si l'on a soin de placer des oreillers convenablement.

APPENDICE.

Deuxième procédé imaginé par les auteurs du Mémoire.

Lorsque M. Deschamps et M. le baron Percy eurent fait à la première Classe de l'Institut leur rapport sur notre Mémoire , alors inédit , les éloges flatteurs dont la Classe voulut bien nous honorer nous imposèrent la tâche de poursuivre nos recherches sur notre opération : nous avons depuis trouvé un second procédé qui approche de la vîtesse du premier, et dont on pourra dans quelques occasions retirer de grands avantages ; mais quoiqu'il se pratique aussi en deux temps , nous avouons que , comme dans tous ceux connus jusqu'à ce jour , et qui s'exécutent en trois temps au moins , on est forcé d'imprimer à la tête de l'os des mouvemens sans lesquels l'opération est toujours extrêmement laborieuse. On se souvient que dans le procédé qui a donné lieu à ce Mémoire , nous pouvons facilement désarticuler l'humérus sans faire mouvoir le membre.

La partie inférieure du bras malade appliquée contre la région épigastrique , vis-à-vis le sommet du cartilage xiphoïde , le membre tenu en pronation , l'opérateur s'assure de la situation de l'acromion , de sa forme et de son étendue ; il la circonscrit en quelque sorte avec les doigts d'une main , tandis qu'avec l'autre , armée d'un couteau à amputation , dont il applique le talon immédiatement au-dessous de l'angle interne ou antérieur que forme l'extrémité libre de cette apophyse, il fait une incision qui s'étend le long du bord de cette même extrémité , jusqu'à son angle externe ou postérieur ; le bras alors est éloigné rapidement du tronc de quinze à vingt degrés , et légèrement porté en dehors , pendant que l'on prolonge l'incision vers le bord postérieur de l'aisselle , divisé dans le point où passerait une ligne qui , partant du centre de l'articulation , formerait avec l'axe de l'épaule un angle approximatif de quarante-cinq degrés.

Dans ce premier temps de l'opération , le couteau qui a pénétré jusqu'à l'humérus , a divisé le tendon du sus-épineux , celui du sous-épineux , le tendon articulaire du biceps , ce qui suffirait déja pour passer l'instrument derrière la tête de l'os , si le tendon du petit rond n'avait pas aussi été coupé ; mais cette section a eu lieu , puisque , d'après la position que nous avons donnée à l'humérus , sa grosse tubérosité où s'attache le muscle, est dépassée par notre incision qui descend le long du bord postérieur e cette saillie osseuse.

Dans le second temps on luxe le bras en le ramenant à la situation qu'on lui avait donnée d'abord ; le tendon du sous-scapulaire qui n'est pas encore coupé, n'empêche point cette luxation. La tête de l'os fait saillie en arrière, et l'on pratique aisément le lambeau antérieur comme dans les autres procédés à lambeaux latéraux : il aura un peu plus d'étendue que le postérieur ; disposition qui ne peut avoir aucun inconvénient.

Nous nous sommes contentés d'indiquer les attitudes cardinales du bras ; il en est certainement beaucoup d'intermédiaires que nous croyons superflu de mentionner. Nos lambeaux sont semblables à ceux que M. le professeur Dupuytren obtient dans son deuxième procédé ; seulement le postérieur contient une moindre portion du muscle deltoïde.

~~~~~~~~~~~~~~~~~~~~~~~~~~~~~~~

INSTITUT

DE FRANCE.

CLASSE DES SCIENCES PHYSIQUES ET MATHÉMATIQUES.

Paris, le 12 décembre 1814.

Le secrétaire-perpétuel pour les sciences naturelles, certifie que ce qui suit est extrait du procès-verbal de la séance du lundi 12 décembre 1814.

La classe nous a chargés, M. Deschamps et moi, de lui rendre compte d'un mémoire qui a été lu à sa séance du 21 novembre dernier, et qui a pour titre :

Nouveau procédé opératoire pour l'amputation du bras dans son articulation scapulohumérale, et dont les Auteurs sont MM. *Lisfranc* et *Champesme*, docteurs de la Faculté de Médecine de Paris, chirurgiens internes à l'Hôtel-Dieu, etc.

La chirurgie ancienne connaissait l'art éga-
~~~~~~~~~~~~~~~~~~~~~~~~~~~~~~~

lement terrible et salutaire d'amputer les membres. Les écrits et les monumens des temps les
plus reculés en fournissent des preuves incon-
testables ; elle les retranchait même quelquefois en les désarticulant ; et quand *Ambroise
Paré* employa la première fois ce procédé pour
emporter, dans l'articulation du coude, un
avant-bras gangrené, il justifia sa conduite en
citant plusieurs passages du livre d'Hippocrate, *De articulis*. Sans doute que si l'occasion s'en fût présentée, ce chirurgien en
qui la hardiesse ne le cédait pas au talent,
n'eût pas balancé d'extirper le bras dans l'articulation de l'épaule ; sur-tout depuis qu'il avait
fait revivre l'heureuse méthode d'empêcher l'ef-
fusion du sang, par la ligature immédiate des
vaisseaux. Mais ce trait manqua à sa gloire,
et il était réservé à ses successeurs de l'ajouter
à la leur.

Un jeune homme auquel le bras et l'épaule
avaient été entièrement arrachés par la roue
d'un moulin, ayant été guéri assez promptement et sans de graves accidens, les praticiens
du temps durent faire leur profit de cet évène-
ment extraordinaire, dont les Transactions
Philosophiques ont donné postérieurement un
autre exemple ; et ils durent penser qu'à plus
forte raison une amputation régulière et ré-
fléchie du bras dans son articulation supé-

rieure, devait être susceptible de guérison.

Un gentilhomme nommé de Coëmadeu, âgé de 28 ans, avait une exostose avec carie et fistules à l'extrémité supérieure du bras. Les douleurs, la fièvre, la suppuration l'épuisaient et le menaient lentement à une mort certaine ; il y avait encore moins d'espoir de lui conserver le bras que de lui conserver la vie, parce qu'alors la chirurgie n'avait pas les ressources qu'elle a su se créer depuis dans de semblables cas. Ledran père, d'accord avec plusieurs de ses confrères, proposa d'enlever le membre dans l'article, et fit consentir le malade et sa famille à une opération qu'il eût fallu, près d'un demi-siècle plus tôt, inventer toute entière ; mais qu'à cette époque, l'amputation à lambeaux, célébrée par Lowdam et Yong, et renouvellée par Verduin et Sabourin, rendait moins difficile à imaginer. Cette mémorable opération fut exécutée. Les procédés durent en être défectueux. C'était la première fois qu'elle avait lieu. L'artère fut préalablement liée au moyen d'une grosse aiguille courbe portant un cordon de fil dans l'anse duquel la peau, les autres tissus, les vaisseaux, tout fut compris et serré à-la-fois. Les lambeaux ne furent ni formés, ni appliqués d'une manière bien parfaite ; mais enfin le malade guérit, et l'art se trouva enrichi d'un genre de secours aussi précieux qu'il était nouveau.

Ledran père mourut sans avoir publié ce beau fait de chirurgie, qui devint néanmoins le sujet d'un enseignement traditionnel, puisque Garengeot, attentif à recueillir ce qu'il entendait dire ou voyait faire à ses maîtres, en parla dans la première édition de son Traité d'opérations, en 1720. Mais Ledran fils (François), ayant trouvé dans les papiers de son père, mort cette année même, la description détaillée de l'opération, l'inséra dans ses Observations de chirurgie, imprimées en 1731. Alors seulement on songea à en disputer la découverte au vieux Ledran, à qui jusque-là elle avait été généralement attribuée. Sauveur Morand déclara que feu Jean Morand, son père, avait fait une opération toute semblable antérieurement à ce chirurgien. Il vint même à bout de le persuader à Deveaux et à Lafaye, qui, l'un dans son *Index funereus*, et l'autre dans ses Notes sur Dionis, ne firent pas difficulté de lui déférer cet honneur, auquel nous avons quelque temps cru nous-mêmes qu'il pouvait avoir droit, quoiqu'on n'eût jamais pu citer ni le nom du malade qui avait soi-disant été opéré, ni ceux des chirurgiens qui devaient avoir assisté à l'opération, ni les procédés qu'on avait mis en usage. Ce qu'il y a de certain, c'est que Jean-Louis Petit , dans ses cours publics et particuliers, ne démontrait pas l'amputation du bras dans l'article , autrement qu'il ne l'avait vu pratiquer à Ledran , et qu'il ne dissimulait point son chagrin de n'avoir pu s'illustrer par une invention aussi importante. On raconte que ce célèbre chirurgien étant devenu père d'un garçon , Ledran l'en félicita en lui disant : « Il vous est né un fils qui éternisera votre nom , » et que Petit lui répondit : « Et vous ! vous laisserez une fille qui immortalisera le vôtre. » Il parlait de cette fameuse opération, comme Epaminondas parlait de ses victoires de Leuctres et de Mantinée ; et en effet est-il une plus noble postérité que les services éminens qu'on a rendus à sa patrie , que les découvertes qu'on a faites pour le bien de l'humanité ?

Lassus a présumé (Méd. Opér.), que l'opération dont il s'agit avait été faite par Ledran , vers l'an 1715. On est fondé à penser que ce fut quelques années plus tôt. Dans tous les cas , Jean-Baptiste Morand, en faveur de qui la priorité a été dans la suite réclamée , vivait alors, puisqu'il n'est mort qu'en 1726. Il pouvait donc faire lui-même valoir ses titres, et recourir à la voie authentique des témoins : ce qu'il ne fit pas. Ni lui, ni son fils ne furent invités à seconder Ledran , qui leur préféra

Mareschal , de la Peyronie , Petit , Arnaud , Mery , Ruffel et Lardy. Petit et Arnaud lui servirent même d'aides , l'un en tenant le corps et l'autre le bras. S'il eût été connu que Morand eût déja fait une pareille opération , on n'aurait pas manqué de l'appeler à celle-ci, dans laquelle il aurait pu être d'une si grande utilité ; elle fit beaucoup de bruit, et personne n'éleva la voix pour ôter à son auteur le mérite de l'avoir pratiquée le premier. Ce ne fut que plus de vingt ans après que l'idée en vint à Sauveur Morand , qui , en cette occasion , comme dans celle où il prétendit avoir, avant Louis , guéri la fistule salivaire de la joue , par l'ouverture d'un canal artificiel , n'eut que des souvenirs vagues et de simples protestations à opposer à son rival.

Quoi qu'il en soit , la manière dont Ledran procéda , non sans s'être exercé sur le cadavre , ne fût , pour ainsi dire , que l'ébauche d'une opération capitale dont le succès éclatant excita , parmi les chirurgiens , plus de curiosité et d'admiration , qu'elle ne leur fit sentir le besoin de la perfectionner. Il aurait fallu qu'ils commençassent par réformer la ligature vicieuse de l'artère , et malheureusement ils la laissèrent subsister. Petit n'y toucha point. François Ledran l'indiqua telle que Henri son père l'avait pratiquée. Garengeot la maintint de même.

Lafaye ne connaissait qu'elle lorsqu'il donna son édition de Dionis ; mais il revint bientôt sur ses pas , et il eut soin dans le Mémoire publié parmi ceux du deuxième volume de l'Académie Royale de Chirurgie ; d'insister sur la nécessité de s'abstenir de cette grossière ligature , et sur la préférence que mérite celle qu'il conseille de faire près de l'aisselle , seulement avant de terminer le lambeau inférieur et de détacher tout-à-fait le bras.

On ne sait si cette idée appartenait en propre à Lafaye , ou s'il l'avait empruntée de Sharp , chirurgien anglais , qui l'avait publiée à-peu-près dans le même temps , mais qui , dans tout état de cause , n'égala pas notre compatriote dans la bonté des corrections que chacun d'eux s'appliqua à faire au manuel de l'opération. Lafaye fut encore supérieur à Bromfield , autre chirurgien anglais , qui multiplia trop les ligatures et les incisions. Mais Dalh , du même pays , eut sur tous trois l'avantage de se rendre maître du sang , par l'application sur l'artère , au-dessus de la clavicule , d'un bandage compressif qui porte son nom , et de pouvoir ne lier les vaisseaux qu'après l'ablation du membre , ce qui est incomparablement plus commode et aussi sûr. C'est ainsi que les avait déjà liés en 1757, Poyet, chirurgien de Paris , lorsqu'il désarticula le bras à une jeune fille , en

présence de plusieurs de ses confrères qui n'hé-
sitèrent point d'adopter cet usage, dont l'Ecole
française serait en droit de revendiquer la pro-
priété.

Au surplus, l'amputation du bras dans l'article est essentiellement une amputation à lambeaux, et c'est principalement la manière de
former les lambeaux qui a donné naissance à
la diversité des procédés qui, depuis 70 ans,
se sont succédés par intervalles, sans avoir rien
changé au fond de sa méthode.

On fit d'abord avec des dimensions inégales, un
lambeau supérieur et un inférieur, après avoir
incisé circulairement ou demi-circulairement
la peau et les chairs jusqu'à l'os, plus ou moins
au-dessous de l'articulation, et tantôt on com-
mençait par le lambeau inférieur, afin d'appliquer plus vîte la ligature, tantôt on débutait
par le lambeau supérieur pour pouvoir désarticuler plus facilement le bras. Ensuite on a
voulu faire prévaloir la pratique des lambeaux
antérieur et postérieur, en formant l'un le
premier, pour lier sans retard les vaisseaux, et
en finissant par l'autre, après avoir ouvert
l'articulation; modification qui n'est guères
admissible que dans les cas où les tégumens et
les tissus du haut du bras ont été détruits par
une cause quelconque.

Long-temps on avait minutieusement disséqué ces lambeaux quelles qu'en dûssent être la forme et la direction. On avait coupé l'un après l'autre les tendons, et il avait fallu donner au bras différentes positions pour pouvoir pénétrer dans l'article et en diviser les enveloppes ; ce qui entraînait des longueurs regardées alors comme inévitables, et multipliait sans nécessité les souffrances du malade.

Des chirurgiens frappés de ces graves inconvéniens et impatientés de ces mêmes complications, au lieu de perdre du temps à défaire, si je puis m'exprimer ainsi, le nœud gordien, se déterminèrent à le trancher ; ce qu'ils firent avec succès, et ce fut cette heureuse audace qui fixa enfin le mode opératoire de l'extirpation du bras dans l'article et lui fit remplir les trois conditions imposées en général aux opérations chirurgicales : la célérité, la sûreté, et la plus grande épargne possible de douleurs.

Notre Desault donna un des premiers l'exemple. Après avoir fait comprimer l'artère, comme les Anglais, derrière la clavicule et au-devant des muscles scalènes, non avec un bandage, mais par les doigts d'un aide, il saisissait avec la main gauche, la peau et les muscles sous-jacens de la partie supérieure et interne du bras. Il les soulevait dans la vue de les éloigner des vaisseaux, et enfonçant d'un seul coup, sous leur masse, un couteau à pointe

très-acérée, il formait à l'instant un premier lambeau latéral sur la face interne duquel l'artère
était promptement liée. Le bras étant ensuite
porté en arièrre et en dehors, il entrait dans l'article, en séparant la tête de l'os, formait aussitôt de l'autre côté le second lambeau, et termi-
nait ainsi en moins de deux minutes une opération qui autrefois en durait 20 et 25.

Le savant successeur de ce grand chirurgien
ne lui cède pas plus en dextérité et en prestesse
dans cette opération, que dans celles qu'il est
journellement appelé à pratiquer; et cependant,
comme nous, il s'est plu à rendre justice à l'a-
dresse presque magique avec laquelle son ad-
joint à l'Hôtel-Dieu désarticula un bras et le sé-
para méthodiquement du corps, dans la dernière épreuve du concours qui lui a mérité la
chaire du célèbre Sabatier. Ce jeune et brillant
chirurgien fit à la peau et au muscle deltoïde
un large pli à la base duquel il fit entrer un couteau à lame étroite et à double tranchant, dont
il fit sortir la pointe à la hauteur de l'apophyse
coracoïde et à cinq travers de doigt du côté opposé, après avoir côtoyé la tête de l'humérus;
puis il coupa de haut en bas et en biseau jusqu'à l'insertion du deltoïde, effleurant d'abord
l'os et s'approchant ensuite graduellement des
tégumens dont il eut soin de ménager une suf-
fisante quantité. De cette manière, il forma un

lambeau qui fut relevé par un aide pendant qu'il abaissa le bras, auparavant disposé horizontale-ment par rapport au tronc, et lui imprima un double mouvement de rotation, pour permettre au couteau de diviser les tendons qui se con-fondent avec la capsule, et de couper la capsule elle-même ; après quoi, passant la lame de ce couteau entre la tête de l'humérus et la cavité articulaire, il fit le lambeau inférieur et ache-va, presque en un clin-d'œil, une opération dont on dit qu'il a su, par des essais ultérieurs, ren-dre l'exécution encore plus simple, et s'il est possible, plus expéditive (1).

M. le baron Larrey, qui est aussi compté à juste titre au nombre des plus habiles opérateurs, approche beaucoup de l'incroyable vîtesse avec laquelle M. Dupuytren désarticule le bras, et il l'égalerait peut-être, s'il n'avait pas ses raisons pour ne faire qu'en trois temps le lam-beau supérieur et externe que le professeur peut terminer en un seul.

D'après le degré de perfection où avait été portée l'*encheirèse*, ou le manuel de l'amputa-tion du bras dans l'article, ne devait-on pas penser qu'il était impossible de l'améliorer da-

---

(1) M. le professeur Dupuytren a bien voulu communi-quer ce procédé inédit jusqu'à ce jour aux auteurs du mé-moire ; ils l'ont décrit au paragraphe 12 de leur ouvrage. (*Note de MM. Lisfranc et Champesme.*)

vantage, et que, sur ce point, on ne devait pas chercher à aller plus loin? Cependant, deux jeunes chirurgiens, docteurs de Paris, viennent de découvrir un moyen qui manquait à la célérité et à la facilité de cette opération, et qui ajoute encore à l'une et à l'autre. Ils ont adopté l'usage des lambeaux supérieur et inférieur, auxquels quelques opérateurs prétendent encore qu'on doit préférer, même quand la peau du haut du bras est dans son intégrité, celui des lambeaux latéraux, comme plus favorable à l'écoulement du pus ; ce qui est d'une bien moindre considération qu'ils ne l'ont annoncé. Ils ont ensuite réfléchi aux vices des premiers procédés, aux défauts de ceux qui les suivirent, et à quelques inconvéniens dont les plus modernes ne sont pas exempts, et ils se sont assurés par un long exercice dans les amphithéâtres anatomiques, que dans les uns, par la nécessité de couper l'un après l'autre les tendons, et de faire mouvoir le bras en différens sens, pour les rendre successivement accessibles au tranchant de l'instrument, ou pour faire saillir la tête de l'os par une sorte de luxation, l'opération, dans des mains ordinaires, pouvait être prolongée à l'excès, et devenir plus douloureuse ; que dans les autres la formation du lambeau latéral interne expose à ouvrir les vaisseaux, et exige, pour éviter cet accident, des précautions qu'on ne

saurait toujours prendre , etc. En consé-
quence, ils se sont attachés à trouver un
procédé auquel on n'eût à faire aucun de ces
reproches , qui n'exigeant qn'une adresse com-
mune , pût abréger , autant que possible , l'o-
pération, et qui la soumît à un mode fixe et à
des règles applicables du moins au plus grand
nombre des cas ; car il y aura toujours des circonstances d'exception dans lesquelles on sera
forcé de varier leur plan et de l'assortir à l'état
des parties.

S'étant convaincus que le moyen d'éviter la
difficulté et de se dérober aux complications
inhérentes aux procédés mêmes usités de nos
jours , serait de faire entrer d'emblée la lame
de l'instrument dans l'articulation , et ne s'abu-
sant pas sur la peine qu'on aurait à y réus-
sir , ainsi qu'à former le lambeau supérieur ,
ils ont étudié plus attentivement qu'on ne l'a-
vait encore fait, la structure et la conformation
ostéologiques de l'article , et ils ont reconnu
qu'un couteau d'une largeur médiocre devait
trouver un passage aisé sous les apophyses qu'on
a nommées l'acromion et le bec coracoïde , et
entre ces éminences osseuses de l'omoplate
et la tête de l'humérus , pour arriver immédiatement à la capsule qui entoure l'articulation. C'était-là la solution du problême ,
et ils ont eu le bonheur de la trouver. En

effet, cette disposition existe sur le squelette, c'est-à-dire dans les parties dures ; et ce
sont les seules qui puissent opposer un obstacle
insurmontable aux instrumens tranchans ; à
plus forte raison a-t-elle lieu sur le corps soit
vivant, soit mort, où la capsule articulaire
est assez extensible, malgré les tendons qui s'y
identifient, pour permettre, dans certains mouvemens du bras, à la tête de l'humérus de s'é-
loigner plus ou moins de la cavité glénoïde
dont la surface et l'étendue ne sont point pro-
portionnées au volume de cette tête. Cet écartement devient et plus facile et plus considérable par la destruction des adhérences de quelques points de la capsule et de la plupart des
tendons à la face inférieure de l'acromion et
à celle de l'extrémité scapulaire de l'omoplate,
ainsi que par la division du ligament triangulaire, qui de l'acromion s'étend au prolongement coracoïdien, pour former l'espèce de voûte
sous laquelle se meut le bras. La distance aug-
mente du double par la section des tendons des
muscles sus et sous-épineux, et par l'incision
de la surface correspondante de la capsule, de
même que par celle du tendon du biceps qui
traverse l'articulation. La section isolée et par-
ticulière des tendons du sous-scapulaire, du
petit-rond, du biceps et de la capsule ne produit point d'écartement. Ces remarques ont été
faites avec beaucoup de soin par nos jeunes

observateurs, et il est facile de prévoir le parti qu'ils en ont tiré.

Il s'agissait de rencontrer juste à travers l'épaisseur des tissus , cet intervalle que présente au premier coup-d'œil le squelette, entre les apophyses dont il a été parlé, et l'articulation. Heureusement que la nature l'a indiqué par un espace légèrement enfoncé et triangulaire , lequel est placé au côté interne de ce qu'on appelle le moignon de l'épaule, où il est borné, supérieurement, par l'extrémité scapulaire de la clavicule , inférieurement par le bec coracoïde, et extérieurement par la tête de l'humérus. C'est au centre de cette dépression que nos opérateurs plongent leur couteau ayant la lame inclinée vers le bras , et ils en font sortir la pointe au côté diamétralement opposé, après avoir traversé la partie supérieure et un peu postérieure de l'articulation. Cela fait , ils contournent la tête de l'humérus , arrivent sous le muscle deltoïde , et relevant tout-à-coup de quinze à vingt degrés le bras qui , jusques-là, était resté parallèle au tronc, ils forment le lambeau d'en haut. Tel est le premier temps de leur opération, et à peine l'œil peut-il le suivre, tant il s'exécute rapidement. Dans cette moitié de l'opération, la face supérieure de la capsule, le tendon du muscle sus-épineux , le tendon externe du biceps, sont totalement divisés. Ceux du sous-épineux et du sous-scapulaire le sont ordinairement aussi , mais ils ne le sont quelquefois que partiellement. La tête de l'os s'est écartée de la cavité glénoïde , et a ouvert un libre accès à la lame de l'instrument pour former le lambeau inférieur et achever la séparation du membre. C'est-là le second et dernier temps , qui , tant pour la ligature des vaisseaux que pour les autres détails , n'offre rien de nouveau ni de particulier.

Ici se place naturellement une objection que nous avons faite à MM. Lisfranc et Champesme , relativement à cet enfoncement triangulaire qui leur sert de guide pour faire pénétrer l'instrument sous l'acromion. L'épaule étant œdémaciée , ou emphysémateuse , leur avons-nous dit , cet enfoncement doit être entièrement effacé : comment vous orienterez-vous alors , et sur quoi vous réglerez-vous pour enfoncer le couteau ? Ils sont convenus qu'en effet dans l'un et l'autre de ces cas , il serait plus difficile de trouver l'endroit en question ; mais que pourtant on y parviendrait , parce que les tissus affectés d'œdème ou d'emphysème cèdent volontiers à la pression du doigt , et que dans la supposition où l'on ne pourrait faire une reconnaissance exacte , on n'aurait qu'à suivre avec les doigts la clavicule , jusqu'à son extrémité humérale , à six lignes de laquelle on ne risquerait rien d'opérer , l'apophyse coracoïde et l'acromion se trouvant dans cette direction;

seulement il serait nécessaire que la lame de
l'instrument fût plus longue que de coutume ,
à cause de l'épaisseur accidentelle des parties.

Celle du couteau destiné à l'amputation du
bras dans l'article , a ordinairement six à sept
pouces de longueur, sur six ou sept lignes de
largeur. Plus courte , elle ne pourrait suffire
au trajet qu'elle doit parcourir, et ne formerait
que difficilement ou incomplètement le lambeau. Plus étroite , elle risquerait de passer
entre l'acromion et les tendons sans toucher à
l'articulation. C'est la mesure de l'intervalle
qui sépare la tête de l'humérus , de la face inférieure de l'acromion , qui a déterminé cette
dimension.

Il importe de donner à la lame , en l'introduisant , une obliquité telle , qu'elle forme
approximativement un angle de 45 degrés avec
l'axe de l'épaule ; il n'est pas moins essentiel ,
dans cet instant , que le coude soit rapproché de
la poitrine et tourné en dedans , afin de porter
la tête de l'humérus en haut et en dehors. Une
position contraire placerait cette tête presque
dans l'aisselle , et approcherait trop de l'acromion la grosse tubérosité de l'humérus ; ce qui,
d'un côté , rendrait très-difficile l'introduction
du couteau , et de l'autre , exposeroit à n'inciser qu'une trop petite étendue de la capsule.

Si le bras était porté en avant , on ne coupe-

rait que le tendon du muscle sous-scapulaire ,
et une portion de celui du sus-épineux , tandis
que le tendon du sous-épineux serait à peine ,
ou ne serait pas du tout intéressé ; d'où il ré-
sulterait moins d'écartement entre la tête de
l'os et la cavité articulaire , et plus de difficulté
à faire le lambeau inférieur ; sans compter que
la coupe de la peau serait inégale et dentelée ;
le bras étant trop en arrière , il ne peut y avoir
de divisé que les tendons des sus et sous-épineux , et l'éloignement de la tête ne s'effectue
presque point.

Ces considérations appartiennent à nos deux
Auteurs ; ils les ont puisées dans les essais longs
et nombreux auxquels ils se sont livrés , et on
peut dire qu'ils n'ont rien négligé pour appro-
fondir tout ce qui concerne l'opération dont
ils ont entrepris d'étendre de plus en plus l'utile
perfectionnement.

Nous avons assisté aux répétitions qu'ils ont
faites de leur mode opératoire , peut-être pour
la centième fois. C'était le 26 novembre 1814 ,
et nous avions choisi la salle de dissection de
l'hospice de la Charité. M. *Lisfranc* opéra le
premier. Il eut en partage le corps d'une jeune
femme , morte la veille avec assez de chairs et
d'embonpoint. Il nous fit remarquer la dépression où il allait enfoncer son instrument , et en
quelques secondes , la désarticulation très-régu-

lière et très-méthodique du bras droit fut exécutée ; il s'était servi de la main droite. Pour
opérer sur l'autre bras, fidèle à ses préceptes,
il se servit de la main gauche, et ce bras n'en
fut pas emporté avec moins d'adresse et de
promptitude.

Le tour de M. *Champesme* étant venu, on lui
procura le cadavre d'un vieillard qui avait suc-
combé d'une affection chronique des poumons ;
et dans ce sujet, malgré l'émaciation générale,
le haut des deux bras était extrêmement gros.
Nous reconnûmes que la tête de l'un et l'autre
humérus avait acquis, sans doute, par l'effet
d'un rhumatisme opiniâtre, près du double de
son volume, et cette circonstance devait faire
triompher ou échouer la méthode de nos jeunes
confrères : car dans ce cas on pouvait présumer
que la grosseur extraordinaire de la tête de l'os
l'ayant trop rapprochée de la voûte acromio-co-
racoïdienne, la lame du couteau ne trouverait
plus assez d'espace, et ne pourrait passer. Il en fut
autrement, et M. Champesme exécuta les deux
opérations aussi bien et aussi vîte que M. Lisfranc
avait exécuté les siennes. Il aurait fallu que la
grosseur de la tête de l'os fût quadruplée, pour
que l'amputation devînt impossible. Encore,
dans cette hypothèse, le tissu osseux ayant été
ramolli, comme l'expérience l'a souvent fait
voir, le couteau serait parvenu à se faire jour

à travers sa substance. Si le bras avait été immobile, à la suite de quelque lésion des parties tendineuses ou musculaires, l'opération n'en eût pas moins réussi : elle n'eût manqué que dans le cas d'une ankilôse ou soudure de toute l'articulation ; mais il en eût été de même de tous les autres procédés.

Voilà un mode opératoire aussi nouveau qu'il est ingénieux, et qu'il peut être utile pour l'amputation du bras dans l'article, lorsque la triste nécessité d'en venir à cette mutilation est démontrée. Autrefois on n'y avait recours que très-rarement, parce que Petit dans ses leçons, et Garengeot dans ses livres, n'avaient cessé de répéter que c'était une des plus difficiles et des plus périlleuses opérations de la chirurgie. Aujourd'hui qu'elle n'est plus ni l'une ni l'autre, n'est-il pas à craindre qu'on ne tombe dans un excès contraire ?

On ne doit se décider pour cette ressource, bien précieuse, il est vrai, mais véritablement extrême, que quand il est physiquement impossible de sauver autrement la vie du malade, et qu'il n'y a aucun espoir de lui conserver le bras par des moyens moins rigoureux, c'est-à-dire moins destructeurs.

Si la perte d'un bras, lorsqu'il a été amputé dans sa continuité, et sans qu'on ait touché à l'articulation, est un grand malheur, celle de ce membre, quand on a été forcé de le désarticuler et de le retrancher tout entier, en est un bien plus grand encore. Dans le premier cas, il reste du moins un moignon qui peut servir à quelques usages de la vie, et auquel il est possible d'adapter un bras artificiel, tel que celui dont le fameux carme Bastien communiqua l'industrieux modèle à l'Académie des Sciences, en 1694, ou tel que ceux qu'exécutent avec tant de succès deux habiles mécaniciens de nos jours, MM. Oudet et Lacroix. Il reste aussi le gras de l'épaule, qui en empêche la difformité, et dans lequel la circulation continue. Dans le second cas, aucun de ces avantages ne peut exister. La région de l'épaule est creuse, et l'habit y va toujours mal. Point de moignon pour serrer encore quelque chose, comme une canne, un mouchoir, contre la poitrine; pour appuyer un fusil chez un chasseur, pour retenir les bretelles d'un sac ou d'une hotte chez un ouvrier; pour porter enfin le simulacre plus ou moins utile d'un membre dont on ne veut peut-être pas rendre la privation trop manifeste.

Mais un inconvénient que nous nous garderons bien d'omettre, c'est qu'il n'y a plus de chairs ni d'os pour consommer la portion du sang que le cœur continue de pousser vers une partie qui n'existe plus, et qui est si peu éloignée de cet organe ; de sorte qu'à moins qu'on ne prenne des précautions hygiéniques , dont l'assujettissement est toujours désagréable et gênant pour les personnes qui en ont besoin , on voit trop souvent survenir des affections graves de la région précordiale ou du systême pulmonaire , comme il en arriva à M. Coëmadeu qui , bien guéri de l'amputation du bras gauche dans l'article , que lui avait faite Ledran , mourut au bout de huit mois , d'un engorgement de sang au poumon du même côté.

On a osé avancer, il y a quelque temps , que l'extirpation articulaire du bras (avec laquelle on a risqué de trop familiariser les chirurgiens), était bien moins dangereuse et d'une guérison beaucoup plus prompte et plus facile que l'amputation ordinaire de ce membre. On se trompe, et l'expérience prouve assez que cette assertion , malheureusement répétée en public par un chirurgien de beaucoup de mérite , est dénuée de fondement. C'est ce dont un de vos commissaires , non-accoutumé à conclure du particulier au général , a eu de nombreuses occasions de s'assurer aux armées. Là , et dans le cours de 35 campagnes de guerre , ayant fait ou fait faire sous ses yeux environ 70 amputations du bras dans l'article , et plus de 2000 dans sa longueur ou continuité , il a pu établir des comparaisons qui toutes ont été en faveur de ces dernières ; tellement, qu'il a prouvé que dans leur nombre de 2000, il n'était pas mort plus d'un amputé sur 50, et que la moyenne proportionnelle de la durée de la guérison des autres n'avait pas excédé 22 jours ; tandis qu'on avait vu périr le sixième des amputés dans l'article, et que la cicatrisation de la plaie, d'après de pareils calculs, n'avait jamais été terminée avant le 52.ᵉ jour. Nous n'avons pas besoin de dire que la désarticulation avait été faite, sinon aussi lestement, du moins aussi soigneusement qu'on la pratique à présent ; mais nous ne devons pas taire, qu'extrêmement sobre de cette opération, le même commissaire ne s'est jamais déterminé à y recourir que dans des conjonctures majeures, où il lui était de toute impossibilité de sauver à-la-fois les jours et le bras du blessé, qu'on doit par conséquent supposer avoir été atteint de la blessure la plus étendue et la plus compliquée. Dans les occasions, heureusement plus communes, où un projectile avait brisé le bras immédiatement sous l'aisselle, ou bien la tête de l'os dans l'articulation même, avec plus ou moins de ravage dans les parties molles, au lieu de désarticuler le bras, par-tout ailleurs sain et vivant, il se bornait à ouvrir, par de larges incisions, un passage libre aux doigts des deux mains pour extraire les esquilles flottantes ; aux pinces et aux tenailles inci-

sives, pour arracher ou couper celles qui étaient
trop adhérentes ; et aux scies de différentes for-
mes et dimensions, pour faire la résection des ex-
trémités osseuses, dont les aspérités eussent attiré
des accidens, et dont la présence se fût opposée
à la guérison. Quand la tête de l'humérus avait
été, en tout ou en partie, séparée de cet os , il
allait la chercher au fond de la plaie , la désar-
ticulait et en faisait l'extraction ; ou bien il
faisait sortir par la plaie la portion qui tenait
encore au corps de l'os , pour le couper ensuite
avec la scie, ce qui avait également lieu pour
délivrer le cylindre de l'os des fragmens iné-
gaux et des pointes dont il était surmonté. C'est
ainsi qu'il a conservé le bras , ailleurs condamné
à une destruction totale , à une foule de braves
gens qui s'en servent maintenant pour exercer
et cultiver des talens soit utiles , soit agréa-
bles ; ou pour subvenir à leurs besoins par des
travaux plus pénibles.

Dès l'an 1794, il présenta à feu notre col-
lègue Sabatier neuf exemples vivans de cette
cure , alors toute nouvelle pour lui, et dont ce
chirurgien si justement célèbre, fit dans la suite
le sujet d'un mémoire où il ne jugea pas à pro-
pos d'en nommer l'auteur. Il est vrai qu'il crut
en avoir trouvé la première idée dans les observations que Boucher de *Lille* avait publiées
30 ans auparavant sur le traitement des plaies

d'armes à feu ; mais il aurait pu dire que cet habile praticien n'avait pas pensé en faire un précepte, et qu'il l'avait à peine laissé entrevoir dans le récit de la guérison d'une de ces plaies, fortuitement obtenue par un chirurgien aussi craintif que son blessé ; et qui, comme M. Jourdain, avait fait de la prose sans le savoir, c'est-à-dire, avait agi sans but ni préméditation.

Quoi qu'il en soit, votre Commissaire ne peut refuser à Withe, chirurgien des plus distingués à *Manchester*, l'aveu qu'il a été devancé par lui dans l'extraction de la tête et d'une portion de l'humérus affecté de carie et d'exostose, en conservant le bras au lieu de l'extirper, selon l'usage meurtrier qui régnait de son temps et qu'il importe tant à l'humanité d'extirper à son tour. Ce doit être en 1769 que Withe s'illustra par cette belle opération ; mais si le chirurgien anglais mérite l'honneur de la priorité, le chirurgien français paraîtra sans doute louable, d'avoir marché sur de telles traces et osé tenter la même entreprise.

En 1790 il présenta à l'Académie de Chirurgie dont il était membre, un jeune homme de 16 ans, à qui il venait de faire pour la même affection, et avec le même succès, une opération toute semblable. Cet adolescent, devenu depuis officier d'infanterie, et qui a été tué devant *Rastadt*, déposa sur le bureau la tête entière de son humérus droit avec une portion de cet os, laquelle tête lui avait été extraite 55 jours auparavant, en lui conservant le bras qu'un chirurgien de *Beauvais*, d'ailleurs très-éclairé, avait voulu lui amputer dans l'article.

Peu de temps après, il fit décerner par la même Académie, un prix d'encouragement à M. Ferrière, chirurgien recommandable, qu'il avait connu à *Mouy*, près Paris, et qui, enhardi par une opération dont il avait été témoin, en avait fait une semblable sur un garçon de 14 ans auquel deux des chirurgiens, alors les plus renommés de France, avaient conseillé aux parens de faire extirper le bras dans l'article, et à qui nous le sauvâmes, à leur grand étonnement, en faisant seulement, à la faveur de grandes et profondes incisions, l'extraction de toute la tête de l'humérus et d'un sequestre assez long de cet os.

Voilà ce qu'on peut appeler une chirurgie vraiment transcendante et conservatrice. Si l'Angleterre est redevable à Withe et ensuite à Bent et à Parck de l'avoir naturalisée chez elle, la France a sur-tout obligation à MM. Moreau et Champion, de *Bar-le-Duc*, de l'avoir culti-vée et exercée parmi nous, où il n'a pas dépendu de leurs efforts (auxquels l'un de vos commis-saires a joint les siens), qu'elle ne devînt plus familière et plus généralement répandue.

Une amputation dans l'article pratiquée avec l'adresse et l'assurance qu'y apportent les auteurs du Mémoire qui a donné occasion aux détails ci-dessus, est, sans contredit, une belle et intéressante opération. Mais, nous le répétons, il faut en être très-avare, il faut la réserver pour les cas où le désordre de l'articulation et du bras est à son comble, soit par l'effet d'une blessure dans laquelle ils auront été dilacérés et écrasés ; soit par la gangrène qui s'en sera emparée, ou par une carie qui s'y sera développée ; soit enfin par un de ces *fungus hématodes*, ou une de ces désorganisations cancéreuses des os qui ne laissent aucune autre chance de salut que dans l'ablation complète de la partie.

Dans ces diverses occasions, l'art forcé de détruire pour conserver, ne peut souvent suivre aucune des règles qui lui ont été prescrites; il faut qu'il s'en crée pour la circonstance et qu'il modifie les procédés généraux selon la nature du mal et l'état des parties qui en sont affectées. C'est à cela qu'on reconnaît un véritable chirurgien.

Nous revenons au procédé opératoire que MM. *Lisfranc* et *Champesme* ont imaginé pour amputer le bras dans l'article, et nous aimons à répéter l'éloge que nous avons déjà fait de l'invention et des inventeurs. Cette découverte est pro-

pre à intéresser les gens de l'art, et dans l'occur-
rence, ils pourront en retirer beaucoup d'utilité.
Nous pensons même que, sans devoir faire ou-
blier les procédés accoutumés, elle mérite d'être
enseignée dans nos Ecoles et publiée dans les
ouvrages de chirurgie ; et nous estimons que la
Classe qui a déjà bien voulu témoigner de la
bienveillance aux auteurs, en les admettant à
lire, dans une de ses séances, leur mémoire auquel elle a accordé beaucoup d'attention, leur
doit des encouragemens plus particuliers, en
leur manifestant sa satisfaction de leur zèle et
de leur émulation pour les progrès de la science,
et en leur permettant d'assister à ses séances.

Signé DESCHAMPS.

Le Baron PERCY, *Rapporteur.*

La Classe approuve le Rapport, et en adopte les
conclusions.

Certifié conforme à l'original ;

Le Secrétaire-perpétuel, Conseiller-d'Etat, cheva-
lier de la Légion-d'Honneur et de l'ordre de
la Réunion,

CUVIER.

DE L'IMPRIMERIE DE MIGNERET,
Rue du Dragon, faubourg S. G., N.º 20.